Kohlhammer

Einsatz Notaufnahme

Hrsg. von Tim Halfen und Kevin Alvarez Losada
Eine Übersicht aller lieferbaren und im Buchhandel angekündigten Bände der Reihe finden Sie unter:

 https://shop.kohlhammer.de/einsatz-notaufnahme

Die Autoren

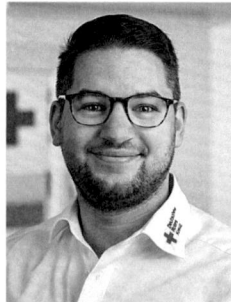

Tim Halfen, B.Sc., Pflegepädagoge, Fachgesundheits- und Krankenpfleger für Intensivpflege und Anästhesie, Rettungssanitäter, Leitung des Bildungswerks des DRK-Kreisverbands Bonn.

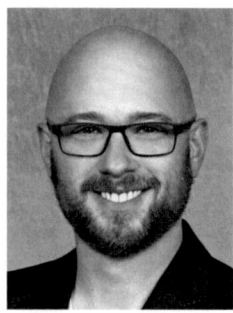

Kevin Alvarez Losada, Fachgesundheits- und Krankenpfleger für Intensivpflege und Anästhesie, Bildungsreferent des Bildungswerks des DRK-Kreisverbands Bonn.

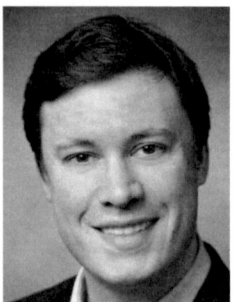

Dr. med. Jan Görtzen-Patin, Facharzt für Innere Medizin, Intensivstation und Notaufnahme der Medizinischen Klinik und Poliklinik 1 am Universitätsklinikum Bonn.

Tim Halfen/Kevin Alvarez Losada/Jan Görtzen-Patin

Lehrbrief Schock

Verlag W. Kohlhammer

Dieses Werk einschließlich aller seiner Teile ist urheberrechtlich geschützt. Jede Verwendung außerhalb der engen Grenzen des Urheberrechts ist ohne Zustimmung des Verlags unzulässig und strafbar. Das gilt insbesondere für Vervielfältigungen, Übersetzungen und für die Einspeicherung und Verarbeitung in elektronischen Systemen.

Pharmakologische Daten verändern sich ständig. Verlag und Autoren tragen dafür Sorge, dass alle gemachten Angaben dem derzeitigen Wissensstand entsprechen. Eine Haftung hierfür kann jedoch nicht übernommen werden. Es empfiehlt sich, die Angaben anhand des Beipackzettels und der entsprechenden Fachinformationen zu überprüfen. Aufgrund der Auswahl häufig angewendeter Arzneimittel besteht kein Anspruch auf Vollständigkeit.

Die Wiedergabe von Warenbezeichnungen, Handelsnamen und sonstigen Kennzeichen berechtigt nicht zu der Annahme, dass diese frei benutzt werden dürfen. Vielmehr kann es sich auch dann um eingetragene Warenzeichen oder sonstige geschützte Kennzeichen handeln, wenn sie nicht eigens als solche gekennzeichnet sind.

Es konnten nicht alle Rechtsinhaber von Abbildungen ermittelt werden. Sollte dem Verlag gegenüber der Nachweis der Rechtsinhaberschaft geführt werden, wird das branchenübliche Honorar nachträglich gezahlt.

Dieses Werk enthält Hinweise/Links zu externen Websites Dritter, auf deren Inhalt der Verlag keinen Einfluss hat und die der Haftung der jeweiligen Seitenanbieter oder -betreiber unterliegen. Zum Zeitpunkt der Verlinkung wurden die externen Websites auf mögliche Rechtsverstöße überprüft und dabei keine Rechtsverletzung festgestellt. Ohne konkrete Hinweise auf eine solche Rechtsverletzung ist eine permanente inhaltliche Kontrolle der verlinkten Seiten nicht zumutbar. Sollten jedoch Rechtsverletzungen bekannt werden, werden die betroffenen externen Links soweit möglich unverzüglich entfernt.

1. Auflage 2023

Alle Rechte vorbehalten
© W. Kohlhammer GmbH, Stuttgart
Gesamtherstellung: W. Kohlhammer GmbH, Stuttgart

Print:
ISBN 978-3-17-041566-9

E-Book-Formate:
pdf: ISBN 978-3-17-041567-6

Inhalt

Abkürzungsverzeichnis 6

Zum Einsatz des Lehrbriefs 7

1 Einführung und Geschichte des Schocks 9
    1.1 Hypovolämischer Schock 9
    1.2 Distributiver Schock 10
    1.3 Kardiogener Schock 10
    1.4 Obstruktiver Schock 10

2 Fallbeispiel 12

3 Hämodynamik (Pump – Pipe – Tank und wieso Panzer?) 13
    3.1 Pump 13
    3.2 Pipe 14
    3.3 Tank 14

4 Symptomorientierte Grundlagen 16
    4.1 Hämorrhagischer Schock 16
    4.2 Kardiogener Schock 17
    4.3 Anaphylaktischer Schock 18
    4.4 Septischer Schock 19
    4.5 Neurogener Schock 20

5 Besonderheiten der pflegerischen und medizinischen Akutversorgung 22
    5.1 Ersteinschätzung von PatientInnen im Schock 22
    5.2 Besonderheiten bei der Therapie 22

Reflexionsfragen 24

Literatur 26

Stichwortverzeichnis 29

Abkürzungsverzeichnis

AF	Atemfrequenz
ATLS	Advanced Trauma Life Support
bpm	beats per minute
ESI	Emergency Severity Index
FiO_2	inspiratorische Sauerstofffraktion
GCS	Glasgow Coma Scale
Hb	Hämoglobin
HF	Herzfrequenz
HZV	Herzzeitvolumen
kgKG	Kilogramm Körpergewicht
min	Minute
mmHg	Milimeter Quecksilbersäule
MTS	Manchester-Triage-System
RKZ	Rekapillarisierungszeit
RR	Riva-Rocci
sec	Sekunde
SpO_2	periphere Sauerstoffsättigung
STEMI	ST-Streckenhebungsinfarkt
SV	Schlagvolumen

Zum Einsatz des Lehrbriefs

Lehrbriefe haben ihren Ursprung im Fernunterricht. Sie handeln nicht einfach den Lernstoff zu einem bestimmten Thema ab, sondern möchten es dem Lernenden ermöglichen, sich ein Thema selbständig zu erarbeiten und sich somit im je individuellem Tempo optimal auf eine Prüfung vorzubereiten.

Unsere neue Reihe »Einsatz Notaufnahme« möchte allen, die eine Weiterbildung in der Notfallpflege absolvieren oder sich anderweitig auf den Einsatz in einer Notaufnahme vorbereiten *komprimiert, präzise und prägnant* mit den notwendigen Themengebieten vertraut machen.

Neben dem prägnanten Lernstoff zu einem Thema finden Sie folgende didaktische Elemente in unseren Lehrbriefen, die Ihnen das selbständige Verinnerlichen des Lernstoffs erleichtern:

> **Definitionen**
> Hier werden Fachbegriffe erläutert.

> **Infoboxen**
> Hier wird Hintergrundwissen prägnant zusammengefasst.

Fallbeispiele

Hier werden typische Fälle aus der Praxis veranschaulicht.

Lernzusammenfassung

Erfolgt immer am Ende eines Kapitels.

Reflexionsfragen

Stehen am Ende des Lehrbriefs und ermöglichen die selbständige Abfrage prüfungsrelevanten Wissens.

Wir wünschen Ihnen viel Spaß und Erfolg beim Erarbeiten des folgenden Lehrbriefs zum Thema Schock.

Dieser Lehrbrief gehört:

_____

Name, Vorname

_____

Institution

_____

Aus-/Weiterbildungsmaßnahme

1 Einführung und Geschichte des Schocks

Ein zirkulatorischer Schock (nachfolgend nur Schock genannt) stellt aufgrund seiner akuten Lebensgefahr für die betroffenen PatientInnen einen zeitkritischen Notfall dar, welcher eine schnelle und adäquate Therapie benötigt. Die gemeinsame Endstrecke der verschiedenen Schockformen ist das führende Problem der arteriellen Hypotension, die zu einem Missverhältnis zwischen Sauerstoffbedarf und Sauerstoffangebot führt (Vincent & De Backer, 2013). Ursächlich für dieses Missverhältnis können beispielsweise eine Hypovolämie, ein myokardiales Pumpversagen oder eine Verteilungsstörung des Blutvolumens sein (Adams et al., 2009). Der Verlauf eines Schocks wird durch eine pathognomonische Kompensationsreaktion gekennzeichnet, die über viele Jahre in drei Schockstadien (kompensiert, dekompensiert und irreversibel) unterteilt wurde. Unter heutiger Betrachtung der komplexen pathophysiologischen Prozesse der Schocksyndrome ist eine vereinheitliche Einteilung in Stadien nicht mehr ohne weiteres möglich. Im Verlauf lassen sich jedoch gleichartige Reaktionen und Störungen der Organfunktionen feststellen, die letztendlich unbehandelt zum Tod des betroffenen Patienten führen (Larsen, 2016).

Es ist wichtig zu verstehen, dass es sich bei einem Schock um ein Syndrom aus verschiedenen Schockformen handelt, die jeweils ein eigenes Notfallbild darstellen. Diese Tatsache verdeutlicht noch einmal mehr, dass es »den Schock« in der Notfallmedizin nicht geben kann, sondern dass dieser einen Oberbegriff für eine Vielzahl von Schockformen verschiedenster Ursachen im klinischen Alltag darstellt.

Bei einer ätiologischen Betrachtung der Schockformen werden diese in die folgenden Schockformen unterteilt:

- Hypovolämischer Schock
- Hämorrhagischer Schock
- Kardiogener Schock
- Anaphylaktischer Schock
- Septischer Schock
- Neurogener Schock

Um die pathophysiologischen Unterschiede der oben genannten Schockformen besser voneinander abgrenzen zu können wird seit 2018 außerhalb des notfallmedizinischen Alltags mit der pathophysiologischen Einteilung der Schockformen gearbeitet, die wie folgend aussieht (Standl et al., 2018):

- Hypovolämischer Schock
- Distributiver Schock
- Kardiogener Schock
- Obstruktiver Schock

Die Häufigkeit (Inzidenz) und Sterblichkeitsrate (Letalität) der verschiedenen Schocksyndrome variieren stark. Zum gegenwertigen Zeitpunkt liegt in Deutschland keine einheitliche Erfassung von SchockpatientInnen vor.

1.1 Hypovolämischer Schock

Bei einem hypovolämischen Schock (auch als Volumenmangelschock bekannt) handelt es sich um ein Schocksyndrom, das durch einen absoluten Volumenmangel gekennzeichnet ist. Dabei unterteilt sich dieses Schocksyndrom in die vier Untergruppen: hämorrhagischer Schock (in Folge eines akuten Volumenverlustes ohne Gewebeschädigung, ▶ Kap. 4.1.), traumatisch-hämorrhagischer Schock (in Folge eines akuten Volumenverlustes mit Gewebeschädigung, ▶ Kap. 4.1.), hypovolämischer Schock (in Folge einer kritischen Reduzierung des durch den Körper zirkulierenden Volumens ohne Gewebeschädigung und oder Blutung beispielhaft in ▶ Kap. 4.3) und den traumatisch-hypovolämischen Schock (in Folge einer kritischen Reduzierung des durch den Körper zirkulierenden Volumens ohne Blutung, jedoch durch Gewebeschädigung) (Standl et al., 2018).

1.2 Distributiver Schock

Bei einem distributiven Schock handelt es sich um ein Schocksyndrom, das durch einen relativen Volumenmangel charakterisiert ist. Hervorgerufen wird diese Form des Volumenmangels im Gegensatz zum hypovolämischen Schock also nicht durch einen Verlust des zirkulierenden Blutvolumens, sondern durch dessen pathologische Umverteilung. Ursache für die Umverteilung können beispielsweise ein Verlust des Gefäßtonus oder eine Störung der Gefäßpermeabilität sein. Der distributive Schock stellt die häufigste Schockform dar, er lässt sich ätiologisch in den septischen Schock (verursacht durch die Immunreaktion während einer Sepsis, ▶ Kap. 4.4.), den anaphylaktischen Schock (hervorgerufen durch eine schwere allergische Reaktion, ▶ Kap. 4.3.) und den neurogenen Schock (hervorgerufen durch eine fehlerhafte vegetative Regulation, ▶ Kap. 4.5.) differenzieren (Standl et al., 2018).

1.3 Kardiogener Schock

Bei einem kardiogenen Schock handelt es sich um ein Schocksyndrom, das durch eine verminderte kardiale Pumpfunktion charakterisiert ist. Diese verminderte Pumpfunktion hat eine Reduzierung des gepumpten Blutvolumens zur Folge. (Mehr Informationen zum kardiogenen Schock finden Sie in ▶ Kap. 4.2.)

1.4 Obstruktiver Schock

Bei einem obstruktiven Schock handelt es sich um ein Schocksyndrom, das durch den teilweisen oder kompletten Verschluss der großen Gefäße oder der Herzstrombahn selbst charakterisiert ist. Die Symptomatik ähnelt klinisch dem kardiogenen Schock, muss aber grundliegend anders therapiert werden. Die Obstruktion verursacht eine Reduzierung des Blutzuflusses und erzeugt damit entweder eine verringerte Vorlast (wenn der venöse Rückstrom zum Herzen blockiert ist) oder eine erhöhte Nachlast (wenn das Herz beim Auswurf gegen den Widerstand der Obstruktion arbeiten muss). Dies führt zu einem Abfall des Herzzeitvolumens, was eine Hypotension mit daraus resultierender Minderperfusion der Organe nach sich zieht. Als Ursachen kommen beispielsweise ein Pneumothorax, eine Perikardtamponade oder eine Lungenarterienembolie in Frage.

Da die auftretenden Symptome (Tachykardie, Tachypnoe, Oligurie, Vigilanzminderung) bei einem Schock unspezifisch sind, ist es schwierig, den obstruktiven Schock anhand seiner Klinik von anderen Schocksyndromen abzugrenzen. Für die Diagnostik ist daher eine strukturierte Schockraumdiagnostik entscheidend, damit der obstruktive Schock als Ursache in Betracht gezogen und erkannt werden kann (Pich & Heller, 2016, S. 56). Aus diesem Grund finden sich drei möglich Ursachen für diese Schockform auch im 4-Hs- und HITS-Schema, welches in der Leitlinie zur Identifikation von reversiblen Ursachen für einen Kreislaufstillstand empfohlen wird (Lott et al., 2021). Hier sollen unter anderem die Herzbeuteltamponade, der Spannungspneumothorax und die Thromboembolie (▶ Infobox 4 Hs und HITS) als Ursachen abgeklärt werden. Im Klinikalltag kommen hier als diagnostische Mittel unter anderem die transthorakale Echokardiographie (TTE), die Lungensonographie sowie die Computertomographie zum Einsatz. Diese können in vielen Krankenhäusern unmittelbar in der Notaufnahme durchgeführt werden. Nach erfolgter Diagnostik und Bestätigung der Schockursache wird diese zielgerichtet therapiert.

Auf die pathophysiologischen Prozesse wird in Kapitel 3 (▶ Kap. 3) vertiefend eingegangen.

4-Hs

- Hypoxie
- Hypovolämie
- Hypo-/Hyperkaliämie
- Hypothermie

HITS

- Herzbeuteltamponade
- Intoxikation
- Thromboembolie
- Spannungspneumothorax

Lernzusammenfassung:

- Das führende Problem des Schocks besteht in der Hypotension, die zu einem Missverhältnis zwischen Sauerstoffbedarf und Sauerstoffangebot im Körper führt.
- Ursächlich für dieses Missverhältnis können eine Hypovolämie, ein myokardiales Pumpversagen oder eine kardiale Obstruktion oder eine Verteilungsstörung des Blutvolumens sein.
- Bei den Schockformen wird pathophysiologisch zwischen hypovolämischem, kardiogenem, distributivem und obstruktivem Schock unterschieden.
- Ätiologisch wird zwischen dem hypovolämischen, hämorrhagischen, kardiogenen, anaphylaktischen, septischen und neurogenen Schock unterschieden.

Eigene Notizen

2 Fallbeispiel

Herr Tom Odóro

Das Notfalltelefon in Ihrer Notaufnahme klingelt, sie nehmen den Hörer ab und melden sich wie üblich kurz und prägnant. Im Hintergrund des Anrufers hören sie das durchdringende Piepen eines Monitors, bevor die Person am anderen Ende anfängt zu sprechen und Ihnen einen Patienten ankündigt.

Ein Herr Odóro, 53 Jahre alt ist bei der Vorbereitung des Abendessens ausgerutscht, die Treppen hinabgestürzt und auf den Schirmständer gefallen. Das Abdomen ist prall und die Notärztin vermute eine intraabdominelle Blutung. Aktuell spricht er auf die Volumen- und Katecholamintherapie gut an und ist noch bei Bewusstsein. Das Behandlungsteam des Rettungsdienstes bereitet zurzeit den Transport vor und wird in etwa 15 Minuten in ihrer Klinik eintreffen.

Beim Eintreffen im Schockraum präsentiert sich ihnen ein somnolenter Patient. Das Hautkolorit ist grau. Der Patient ist kaltschweißig und deutlich vigilanzgemindert mit einem GCS von 13 Punkten.

Sie führen eine klinische Untersuchung durch und erheben die Vitalparameter des Patienten:

RR: 82/44 mmHg
HF: 158/min
SpO_2: 94 %
AF: 23/min
GCS: 13
RKZ: > 4 sec

Die Haut des Patienten ist blass bis gräulich und kaltschweißig, das Abdomen ist prall und druckdolent. Der FAST zeigt intraabdominell freie Flüssigkeit mit dem Verdacht multipler Organschädigungen.

Der Patient wird mit zwei großen Zugängen (bspw. G17 o. G18), einer Sauerstoffmaske mit 6 l O_2/min, 4 l Vollelektrolytlösung und 0,08 Mikrogramm/kgKG/min Noradrenalin versorgt.

Eigene Notizen

3 Hämodynamik (Pump – Pipe – Tank und wieso Panzer?)

Damit unser Organismus jederzeit über ein ausreichendes Sauerstoffangebot verfügt und um dieses Angebot dem schwankenden Sauerstoffbedarf der inneren Organe anzupassen, verfügt der Körper über ein ausgeklügeltes System zur Regulation von Blutdruck und Blutfluss. Ähnlich einem städtischen Wasserversorgungssystem, welches aus einem Reservoir (Tank, in diesem Fall das Blutvolumen), Pumpen (Pump, in diesem Fall das Herz) und Leitungen (Pipes, in diesem Fall die Gefäße) besteht.

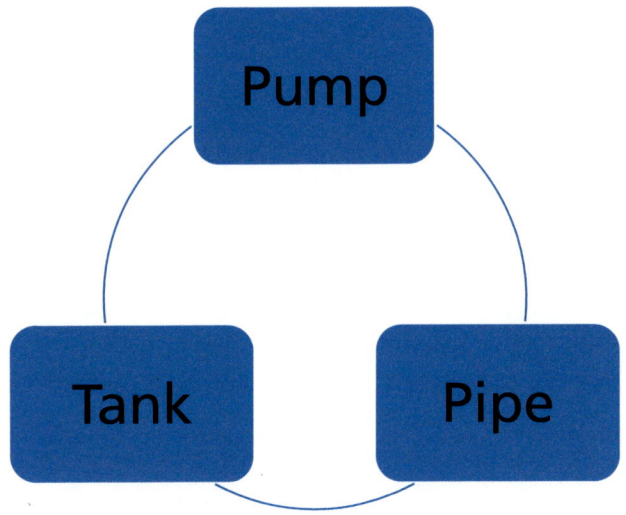

Abb. 1: Hämodynamik, eigene Darstellung

3.1 Pump

Wenn es darum geht, Volumen durch Leitungen an ein Ziel zu bringen, wird Kraft benötigt, die dieses Volumen bewegt. Im menschlichen Organismus erfüllt diese Funktion das Herz. Mit einer Frequenz von 60–80 bpm (in Ruhe) pumpt es mit jedem Schlag ca. 70 ml Blut durch den Körper. Auf die Minute hochgerechnet ergibt sich aus dem Schlagvolumen (SV) multipliziert mit der Frequenz das Herzzeitvolumen (HZV) (Menche et al., 2005, S. 249). Bei einer Herzfrequenz von 70 bpm multipliziert mit einem SV von 70 ml ergibt es somit ein HZV von ca. 4,9 Litern.

Über die Variation der Herzfrequenz kann das Herz enormen Einfluss auf das HZV und somit die Quantität der Sauerstoffversorgung des Organismus nehmen.

> Bei einer Steigerung der Herzfrequenz verkürzt sich die Diastole (die Füllungsphase) des Herzens, die Zeit der Systole verändert sich nicht. Das bedeutet, dass mit steigender Herzfrequenz die Füllungsphase kürzer wird und bei hohen Frequenzen eine qualitativ gute Füllung des Herzens nicht mehr möglich ist.

Um seine Funktion als Pumpe zu erfüllen ist das Herz selbst auf die kontinuierliche Versorgung mit Sauerstoff angewiesen. In Situationen der Hypotension kommt es auch immer zu einem Sauerstoffmangel der Herzmuskelzellen. Um das HZV und damit das Sauerstoffangebot für den Körper zu erhöhen, schlägt das Herz schneller und kräftiger. Hierbei erhöht sich der Sauerstoffbedarf der Herzmuskelzellen. Dieser kann bei bleibender Hypotension nicht ausreichend gedeckt werden, da der Perfusionsdruck in den Koronararterien ebenfalls reduziert ist. Um dem entgegenzuwirken, versucht das Herz über eine Steigerung der Frequenz mehr HZV zu generieren, was ebenfalls den Sauerstoffverbrauch erhöht. Führt dies nicht zum Erfolg entsteht eine Abwärtsspirale, in welcher das Herz seine Arbeit intensiviert, um das Sauerstoffangebot zu erhöhen und gleichzeitig mehr Sauerstoff benötigt. Gelingt es nicht, ein Gleichgewicht zwischen Sauerstoffbedarf und -angebot zu schaffen kann das Herz seine Funktion aufgrund von Ischämie irgendwann nicht mehr erfüllen und es kommt zum Pumpversagen. Mehr Informationen zum kardiogenen Schock, welcher kennzeichnend durch ein Pumpversagen ist, finden Sie in Kapitel 4.2 (▶ Kap. 4.2).

3.2 Pipe

Um das Blut, das den Sauerstoff transportiert mit dem notwendigen Druck an sein Ziel zu bringen, wird ein Leitungssystem zum Transport benötigt. Unser Körper besitzt zwei verschiedenartige Leitungsarten – die Venen und die Arterien. Die Venen sind äußerst elastisch und nicht sonderlich dickwandig, wodurch sie als eine Art Pool für einen großen Teil unseres Blutvolumens fungieren. Arterien hingegen sind dickwandiger und muskulöser und erzeugen dadurch einen höheren systemischen Gefäßwiederstand. Dies ermöglicht durch eine erhöhte Wandspannung den notwendigen Perfusionsdruck aufrecht zu erhalten, den der Sauerstoff benötigt, um vom Blut in die Zellen außerhalb der Kapillaren zu diffundieren. Die erhöhte Wandspannung wird als systemischer Gefäßwiederstand bezeichnet und zeigt sich indirekt in der gemessenen Diastole bei einer Blutdruckmessung. Die konstante Funktion dieses Mechanismus ist nötig, um den notwendigen Perfusionsdruck aufrecht zu erhalten und um das Herz mit der notwendigen Vor- und Nachlast zu versorgen.

> Die Vorlast beschreibt das Volumen, welches sich in der V. Cava vor dem rechten Herzen befindet und so den rechten Vorhof füllt, sowie das Volumen, welches sich vor dem linken Herzen in der V. Pulmonalis befindet, um den linken Vorhof zu füllen und eine gewisse Vorspannung der kardialen Muskelzellen zu erzeugen.

> Die Nachlast beschreibt das Volumen, welches in der Aorta hinter dem linken Herzen steht, sowie das Volumen, welches in der V. Pulmonalis steht, um dem rechten und linken Ventrikel einen gewissen Gegendruck zu geben, um den dichten Schluss der Klappen zu gewährleisten und so ein zurücksacken des Blutes zu verhindern.

Im Fallbeispiel (▶ Kap. 2) wird an den Vitalzeichen von Herrn Odoró die Reaktion des Herzens auf die Hypovolämie deutlich. Durch den intraabdominellen Blutverlust kommt es zu einer Hypotension und einer erniedrigten Vorlast. Reflektorisch versucht das Herz mehr HZV zu generieren, um wieder adäquate intravasale Blutdrücke zu generieren. Dies geschieht über einen Anstieg der Herzfrequenz. Steht nicht die notwendige Menge an Blut als Vorlast zur Verfügung, wird versucht durch mehr Herzschläge mit weniger Füllvolumen, mehr HZV zu generieren. Dies erhöht nachgelagert den myokardialen Sauerstoffverbrauch, den das Herz durch die schlechte Kreislaufsituation, den Schock, nur noch bedingt decken kann.

3.3 Tank

Der Tank umfasst das dem Organismus zur Verfügung stehende Blutvolumen. Dieses lässt sich nach der Regel von Nadler und Hidalgo mithilfe der Körpergröße und dem Körpergewicht berechnen. (Nadler et al., 1962).

> Vereinfacht dargestellt berechnet man bei Frauen 61 ml/kg Körpergewicht und bei Männern etwas 70ml/kg Körpergewicht.

Das im Tank enthaltene Blut besteht in Teilen aus Plasma, in dem die Gerinnungsfaktoren enthalten sind, und Festbestandteilen. In den Festbestandteilen sind die hier wichtigen Erythrozyten enthalten, welche das Hämoglobin und somit den Sauerstoff transportieren. Jeder Verlust an Blutvolumen sorgt für einen Mangel bzw. ein niedriges Sauerstoffangebot. Ein Mangel an Blutvolumen kann in Form eines absoluten Mangels (z. B. durch aktive Blutungen) oder in relativer Form (z. B. durch Volumenumverteilung) vorliegen. Nicht jeder Volumenverlust kann durch Vollelektrolytinfusionen ausgeglichen werden. Speziell der Verlust von Hämoglobin (Hb) kann nur durch Erythrozytenkonzentrate ausgeglichen werden. Kleinere Verluste, welche noch nicht die Sauerstofftransportkapazität, sondern lediglich das Gesamtvolumen beeinträchtigen, können durch die Substitution mittels anderer Volumina (Vollelektrolytlösungen) kompensiert werden. Hat der Patient zu viel Hb verloren genügt die reine Substitution mit Infusionslösungen nicht mehr, da dann zwar genug Volumen im System vorhanden sein kann, aber die Sauerstofftransportkapazität nicht mehr ausreicht, um den Organismus mit der notwendigen Menge an Sauerstoff zu versorgen.

Die transfusionsschwelle bei erniedrigten Hb-Werten variiert je nach Art des Schocks, den Vorerkrankungen des Patienten und den Ursachen für die Hypovolämie.

Lernzusammenfassung

- Pump (Herz), Pipes (Gefäße) und Tank (Blutvolumen) können nicht getrennt voneinander betrachtet werden, da jeder Teil die anderen bedingt und beeinflusst.

- Jeder Teil dieser Triade kann einzeln von einem Schock betroffen oder Ursache für einen sein. Die Therapie muss jedoch alle drei Teile umfassen.

- Der Erhalt des Sauerstoffangebotes stellt im Kern immer das oberste Ziel der Patientenbehandlung dar.

Eigene Notizen

4 Symptomorientierte Grundlagen

Das Zusammenspielt der drei Teile: Pump, Pipes und Tank, kann an verschiedenen Stellen gestört werden. Je nach Ursache der Störung (bspw. Gewebsschädigungen, Blutverluste oder Ähnliches) reagiert der Körper sowie jeder einzelne der drei Teile unterschiedlich. Diese Mechanismen können wie einleitend beschrieben nach ätiologischer oder pathophysiologischer Ursache eingeteilt werden. In diesem Kapitel finden Sie die Schockformen eingeteilt nach Ihrer Ätiologie.

4.1 Hämorrhagischer Schock

Der hämorrhagische Schock ist eine besondere Form des hypovolämischen Schocks. Definiert wird er dadurch, dass es bei einem hämorrhagischen Schock zu einer akuten Blutung und relevantem Blutverlust kommt. Als Blutungen werden in diesem Fall entweder äußere Blutungen durch ein Trauma (z. B. Schnitt- und/oder Stichverletzungen) mit hohem Blutverlust oder innere Blutung durch das Einwirken kinetischer Energie verstanden. Am häufigsten sind gastrointestinale Blutungsquellen, Gefäßrupturen oder Blutungen gynäkologischer Ursache (Adams et al., 2001, S. 192).

Erleidet ein/eine PatientIn einen hämorrhagischen Schock, ist Ursache der Hypotension ein absoluter Volumenmangel. Das verlorene Blutvolumen steht selbst bei Veränderungen der Gegebenheiten nicht mehr zur Zirkulation zur Verfügung. Dies erfordert mit hoher Priorität eine Blutungsstillung und ein differenziertes Volumenmanagement, das neben Vollelektrolytlösungen auch Blutprodukte und Gerinnungsfaktoren umfasst. Letztere gehen mit dem Blutvolumen ebenso verloren wie Sauerstoffträger. An dieser Stelle sollte beachtet werden, dass nicht jeder Blutverlust einen Schock bedingt, da der Körper fähig ist, geringe Blutverluste zu kompensieren. Die Kompensation geschieht in erster Linie über die Erhöhung des HZV und durch eine Herzfrequenzerhöhung. Die Fähigkeit des Körpers, Blutverluste zu kompensieren, endet i. d. R. bei > 30 % Verlust des vorher bestehenden Blutvolumens (Eiben et al., 2017).

Spätestens dann, in Abhängigkeit vom Hb, stellt sich die Frage der Transfusion. Bei noch aktiv blutenden Patienten sollte die Indikation zur Transfusion individuell gestellt werden. Bei der Indikationsstellung nehmen Oxygenierung, Stabilität, der bisheriger Blutverlust sowie das Verletzungsmuster Einfluss auf die Indikation. Zum gegenwärtigen Zeitpunkt verfolgt man eine restriktive Transfusionsstrategie mit einem Ziel-Hb von 7–9g/dl (Lier et al., 2018).

> Bei absoluten Blutverlusten, verändert sich der HB bei Messungen nur geringfügig, da es zu einem Verlust aller Blutbestandteile im gleichen Maße kommt. Erst wenn Flüssigkeit von extrazellulär nach intravasal nachströmt oder die Gabe von Infusionslösungen erfolgt, sinkt der HB aufgrund der Verdünnung messbar.

Die reine Substitution mit Vollelektrolytlösungen kann nicht den entstandenen Mangel an Sauerstoffträgern und Gerinnungsfaktoren ersetzen. Trotz dieser Tatsache ist diese Form der Substitution ein adäquates Vorgehen in der Akuttherapie, da eine Hypovolämie vom Organismus schlechter toleriert wird als eine Anämie. Der Erhalt oder die Wiederherstellung des Perfusionsdrucks ist nach der Blutungsstillung oberstes Ziel der Therapie (Eiben et al., 2017).

Lernzusammenfassung

- Die Blutungsquelle sollte schnell erkannt und behandelt werden, um die anschließende Therapie des Schocks effektiv zu gestalten.
- In der Regel verkraftet ein Erwachsener bis zu 30 % Blutverlust bevor die Kompensationsmechanismen versagen.
- Der Volumenersatz sollte bestmöglich durch Blut und Blutbestandteile erfolgen, aber der Ausgleich einer Hypovolämie ist wichtiger als der Ausgleich der Anämie.

4.2 Kardiogener Schock

Beim kardiogenen Schock ist die Herzfunktion derart gestört, dass das Herz nicht in der Lage ist, die Durchblutung des Körpers zu gewährleisten und dadurch den Sauerstoffbedarf der Organe zu decken. Der kardiogene Schock stellt somit die schwerste Form der akuten Herzinsuffizienz dar.

Die Ursachen eines kardiogenen Schocks können vielseitig sein. So können Herzmuskelschwäche, Herzklappenfehler oder Thromboembolien (beispielsweise eine fulminante Lungenarterienembolie) zum kardiogenen Schock führen. Die häufigste Ursache stellt jedoch der akute Myokardinfarkt dar, welcher für über 80 % der kardiogenen Schocks ursächlich verantwortlich ist. Umgekehrt entwickeln jedoch nur ca. 5–8 % der PatientInnen mit einem ST-Streckenhebungsinfarkt (STEMI) einen kardiogenen Schock (Reynolds & Hochman, 2008). Insbesondere PatientInnen mit einem akuten Vorderwandinfarkt sind gefährdet, einen kardiogenen Schock zu entwickeln.

Für die Prognose des kardiogenen Schocks sind eine frühzeitige Diagnose und Behandlung der Schockursache entscheidend. Insbesondere die zeitnahe Durchführung einer Koronarangiographie hat in den letzten 20 Jahren dazu beigetragen, die Mortalität des kardiogenen Schocks deutlich zu senken (Menon & Fincke, 2003).

Beim kardiogenen Schock versucht der Körper analog zur chronischen Herzinsuffizienz, die Dysfunktion des Herzens durch den Frank-Starling-Mechanismus und die Erhöhung des Sympathikotonus auszugleichen. Mit dem Versagen dieser Kompensationsmechanismen kommt es zur akuten klinischen Dekompensation. Das frühe Erkennen eines drohenden kardiogener Schocks ist daher entscheidend für die Prognose der Patient*Innen.

> Der Frank Starling-Mechanismus beschreibt eine Wechselwirkung zwischen Ventrikelfüllung und Herzleistung. Die Dehnung der Herzkammerwände durch ein erhöhtes Blutvolumen erhöht die Kontaktilität der Herzmuskulatur: Je mehr Blut das Herz füllt, desto stärker kontrahiert es und desto mehr Blut pumpt es aus.

Die reduzierte Herzfunktion führt beim kardiogenen Schock zu einem niedrigen Blutdruck mit einer Minderdurchblutung von Organen und Extremitäten, welche sich kühl anfühlen können. Der Puls kann entweder (kompensatorisch) beschleunigt oder (durch die kardiale Dysfunktion) verlangsamt sein. Je nach zugrunde liegender Ursache des Herzversagens können auch andere Symptome hinzukommen: Arrhythmien können sich durch Palpitationen und einen unregelmäßigen Puls äußern, Linksherzinsuffizienz führt häufig zu einem Lungenödem mit Husten und ausgeprägter Atemnot und eine Rechtsherzdekompensation führt häufig zu ödematösen Schwellungen.

> **Diagnosekriterien des kardiogenen Schocks**
>
> - Arterielle Hypotonie (systolischer Blutdruck < 90 mmHg *oder* Abfall des Mitteldrucks um 30 mmHg *oder* Katecholaminbedarf);
> - Ausschluss anderer Schockformen, insbesondere eines Volumenmangels;
> - Nachweis einer primär kardialen Funktionsstörung.
>
> (Standl et al., 2018)

Das therapeutische Vorgehen beim kardiogenen Schock priorisiert die Behebung der Schockursache. Bei Verdacht auf Myokardinfarkt ist daher eine sofortige Koronarangiographie indiziert. Wenn möglich, sollen diese Patienten daher sofort ins Herzkatheterlabor gebracht und nicht im Schockraum erstversorgt werden.

Liegen anderweitige Schockursachen vor oder muss der Patient für eine Herzkatheteruntersuchung zunächst stabilisiert und transportiert werden, dann soll die Notfallversorgung auf der Intensivstation oder im Schockraum erfolgen. Eine respiratorische Insuffizienz kann je nach Ausprägung durch die Gabe von Sauerstoff, eine nichtinvasive Beatmung oder (bei hämodynamischer Instabilität oder Erschöpfung) durch Intubation und maschinelle Beatmung erfolgen. Beim akuten Myokardinfarkt soll Sauerstoff jedoch nur verabreicht werden, wenn die arterielle Sauerstoffsättigung in der Pulsoxymetrie unter 90 % liegt. Hierdurch soll verhindert werden, dass sich die Koronargefäße bei zu hoher Sauerstoffkonzentration kontrahieren (Ibanez et al., 2018).

Opioide wie Morphium lindern nicht nur Schmerzen, sondern können durch Senkung des Sympathikotonus den Sauerstoffverbrauch des Myokards senken. Außerdem reduzieren sie den Druck in der Lungenstrombahn und reduzieren die Atemnot. Andererseits reduzieren sie den Effekt von Thrombozytenaggregationshemmern und können zu Übelkeit und Hypopnoe führen, sodass ihre Anwendung im Einzelfall abgewogen werden muss. Zur Angstlinderung sollen Benzodiazepine (z. B. Midazolam) zum Einsatz kommen (Ibanez et al., 2018).

Die intravenöse Flüssigkeitsgabe soll beim kardiogenen Schock sehr vorsichtig erfolgen: Jede Flüssigkeit, die sich in der Blutbahn befindet, muss auch transportiert werden und stellt daher Arbeit bzw. eine Kraftanstrengung für das Herz dar!

Kardiovertierbare Herzrhythmusstörungen (Vorhofflimmern und -flattern, supraventrikuläre oder ventrikuläre Tachykardien) sollten notfallmäßig kardiovertiert werden. Da ein Patient im kardiogenen Schock auch jederzeit in ein defibrillierbares Kammerflimmern oder -flattern oder eine ventrikuläre Tachykardie degenerieren kann, soll jeder Patient mit kardiogenem Schock sofort an einen Defibrillator angeschlossen werden.

Bei der Wahl der Katecholamine stehen beim kardiogenen Schock Dobutamin (wegen der positiven Inotropie) sowie Noradrenalin im Vordergrund. Gegebenenfalls können mechanische Unterstützungssysteme des Herzens (wie ein Impella®-Device oder eine VA-ECMO) verwendet werden, um die Herzfunktion zu unterstützen.

Lernzusammenfassung

- Bei Verdacht auf einen Myokardinfarkt hat die sofortige Koronarangiographie Priorität.
- Die komplexe Hämodynamik beim kardiogenen Schock erfordert ein differenziertes Vorgehen bei der Katecholamin- und Volumentherapie.
- Durch eine schnelle Diagnostik und entschlossene Therapie, kann die Schockursache des kardiogenen Schocks möglicherweise innerhalb von Minuten behoben werden.

4.3 Anaphylaktischer Schock

Wird eine allergische Reaktion bzw. eine Anaphylaxie, nicht ausreichend oder früh genug behandelt, kann es zu einem anaphylaktischen Schock kommen. Dieser gehört zu den hypovolämen Schocksyndromen und stellt einen relativen Volumenmangel dar. Der Volumenmangel ist relativ, da das Blutvolumen nicht endgültig verloren ist, sondern für den aktuellen Bedarf bzw. die benötigte Kreislaufsituation nur nicht zur Verfügung steht.

Der Auslöser eines anaphylaktischen Schocks ist primär eine immunologische Reaktion auf ein Allergen, welche eine Kette von grundsätzlich physiologischen Mechanismen in Gang setzt. Im Rahmen der Allergie führt das Ausmaß der Mechanismen zu den Symptomen einer Anaphylaxie und letztendlich zu einem anaphylaktischen Schock.

Erkennt der Körper ein Allergen, reagiert das Immunsystem primär durch die Mastzellen und basophile Granulozyten. Diese wiederum setzen vermehrt Histamine, Prostaglandine, Leukotriene, Zytokine und weitere Mediatoren frei. All diese Mediatoren haben gemeinsam, dass sie zur Gefäßerweiterung und Abgabe von Flüssigkeit in den extravasalen Raum führen. Daraus ergibt sich, dass das dem Körper zur Verfügung stehende Blutvolumen somit auf zwei Arten reduziert wird. Zum einen durch eine Gefäßerweiterung, wodurch die Vorlast des Herzens sinkt und es zu einer Hypotension mit Bedarfstachykardie kommt. Zum anderen durch den Verlust an Flüssigkeit in den extravasalen Raum, was initial aber nicht sonderlich ausgeprägt ist. Bevor die Anaphylaxie kreislaufwirksam wird, kommt es zu einer Manifestation der Symptome an der Haut, den Atemwegen und des Gastrointestinaltraktes. Die Schwere einer anaphylaktischen Reaktion lässt sich in vier Schweregrade einteilen. Hierbei bestimmt das schwerste aller Symptome den Schweregrad (Ring et al., 2021; Stark & Sullivan, 1986).

Tab. 1: Modifizierte Schweregradskala Anaphylaxie (eigene Zusammenstellung nach Ring et al., 2021; Stark & Sullivan, 1986)

Grad	Allgemein- und Hautsymptome	Gastrointestinale Symptome	Respiratorische Symptome	Herz-Kreislauf-Symptome
I	• Juckreiz • Urtikaria • Angioödem • Flush			
II	• Wie Grad I	• Übelkeit • Krämpfe • Erbrechen	• Heiserkeit • Dyspnoe • Rhinorrhoe	• Tachykardie • (Anstieg >20bpm) • Hypotension • (Abfall >20mmHg) • Arrhytmie
III	• Wie Grad I	• Erbrechen • Defäkation	• Brochnospasmus • Larynxödem • Zyanose	• Schock
IV	• Wie Grad i		• Atemstillstand	• Kreislaufstillstand

Die initiale Therapie der Anaphylaxie besteht aus der Gabe von Antihistaminika und Glukokortikoiden, flankiert mit der Gabe von Vollelektrolytlösungen, um das weitere Voranschreiten der Anaphylaxie zu unterbinden und den beginnenden relativen Volumenmangel zu kompensieren. Ist dies nicht ausreichend und es entwickelt sich die Symptomatik eines Schocks, soll eine Katecholamintherapie eingeleitet werden.

Zum aktuellen Zeitpunkt gibt die S2k-Leitlinie zur Akuttherapie und Management der Anaphylaxie vor, welche Therapie am erfolgversprechendsten ist. Die gewichtsadaptierte intramuskuläre oder intravenöse Gabe von Adrenalin stellt die probate Sofortmaßnahme bei einer Anaphylaxie mit einer Herz-Kreislaufreaktion dar. Das Ziel ist, die allergische Reaktion zu unterbrechen und durch die Vasokonstriktion sowie die positiv inotrope und chronotrope Wirkung des Adrenalins den relativen Volumenmangel zu kompensieren. Ergänzt wird diese Maßnahme durch einer Sauerstoffgabe ($FiO_2 > 0,5$ %) und die Gabe von balancierten Vollelektrolytlösungen. Empfohlen wird ein initialer Volumenbolus von 500–1000 ml über die ersten 5 Minuten.

Sollte der Patient einen Kreislaufstillstand erleiden, steht die Indikation zur kardiopulmonalen Reanimation und ggf. Defibrillation vor den oben genannten Maßnahmen.

Lernzusammenfassung

- Der anaphylaktische Schock erzeugt einen relativen Volumenmangel durch eine Vasodilatation und ein Capillary Leak.
- Ohne adäquate Therapie ist die Wahrscheinlichkeit einer Eskalation der Symptome hoch.
- Tachykardie und Hypotension stellen den Beginn der Herz-Kreislaufreaktion dar und erfordern die Substitution von Volumen und die Gabe von Vasokonstriktiva.

4.4 Septischer Schock

Bei einer Sepsis handelt es sich um eine lebensbedrohliche Organdysfunktion, die durch eine Überreaktion des Immunsystems auf einen systemischen Infekt verursacht wird. In der Klinik wird zur Feststellung der Sequential Organ Failure Assessment Score (SOFA-Score) herangezogen: Ein SOFA-Score von 2 oder mehr Punkten definiert eine Sepsis (▶ Tab. 2). Da zur Bestimmung des SOFA-Scores Laborwerte notwendig sind, kommt präklinisch meist der qSOFA-Score zum Einsatz: Dieser schätzt das negative Outcome der PatientInnen auf dem Boden der Atemfrequenz, des Blutdrucks und der Glasgow Coma Scale (GCS).

Tab. 2: equential Organ Failure Assessment (SOFA) Score

	0	1	2	3	4
paO_2/FiO_2	≥ 400	< 400	< 300	< 200	< 100
Thrombozyten (G/l)	≥ 150	< 150	< 100	< 50	< 20
Bilirubin (mg/dl)	< 1,2	1,2–1,9	2–5,9	6–11,9	> 12
Art. Mitteldruck (mmHg) oder Katecholamindosis (µg/kg/min)	≥ 70	< 70	Dobutamin (< 5)	Dobutamin (5–15) oder Noradrenalin (0,1 oder Adrenalin (0,1	Dobutamin (> 15) oder Adrenalin > 0,1 oder Noradrenalin > 0,1
GCS	15	13–14	10–12	6–9	< 6
Kreatinin (mg/dl)	< 1,2	1,2–1,9	2–3,4	3,5–4,9	> 5
Urinausscheidung (ml/d)	≥ 500			< 500	< 200

Liegt zusätzlich zur Sepsis noch eine arterielle Hypotonie vor, die trotz adäquater Volumentherapie mit Vasopressoren behandelt werden muss, und liegt ein auf mindestens 2 mmol/L erhöhtes Serumlaktat vor, so handelt es sich um einen septischen Schock (Brunkhorst, 2020).

Pathophysiologisch kommt es beim septischen Schock zu einer schweren Entzündungsreaktion, welche neben der Reaktion des Immunsystems auch zu einer Aktivierung des Gerinnungssystems und des Endothels der Gefäße führt. Hierdurch kommt es zur Vasodilatation und Verlust von Flüssigkeit in den Extrazellulärraum (Capillary Leak) und zu Störungen der Organperfusion (Ärzteblatt, 2018).

Bei der Therapie des septischen Schocks steht ein rasches, entschlossenes Handeln im Vordergrund. Die »Surviving Sepsis Campaign«, an der sich die deutsche Sepsis-Gesellschaft in ihrer Leitlinie orientiert, sieht für die erste Stunde der Sepsistherapie neben der Entnahme von Blutkulturen und der Gabe von Breitband-Antibiotika auch die Gabe von 30ml/kg Kristalloiden sowie regelmäßige Kontrollen des Serumlaktats vor. Außerdem soll der arterielle Mitteldruck der PatientInnen über 65 mmHg gehalten werden, nötigenfalls kommen hierzu Katecholamine (v. a. Noradrenalin) zum Einsatz (Evans et al., 2021).

> **1-Stunden-Bundle der Surviving Sepsis Campaign (Evans et al., 2021)**
>
> - Regelmäßige Kontrollen des Laktatspiegels (wenn > 2 mmol/L)
> - Entnahme von Blutkulturen (2 Paar!) *vor* der Gabe von Antibiotika
> - Verabreichung eines Breitband-Antibiotikums (z. B. Piperacillin + Tazobactam)
> - Beginn der Gabe von 30 ml/kg Kristalloidlösung (über 3 Stunden)
> - Evtl. Gabe von Vasopressoren (z. B. Noradrenalin), um den arteriellen Mitteldruck über 65 mmHg zu halten.

Da bei Sepsis-Patienten immer eine Suche des Infektfokus durchgeführt werden soll, bietet sich im Rahmen der Schockraumversorgung neben der Entnahme von Blutkulturen auch die Durchführung einer Bildgebung (Röntgen-Thorax oder Computertomographie) an. Die operative Sanierung eines Infektfokus soll innerhalb der ersten 6–12 Stunden erfolgen; gegebenenfalls können Sepsispatienten daher direkt von der Schockraumversorgung aus dem OP zugeführt werden.

Im Anschluss an die Schockraumversorgung sollen Sepsispatienten stets auf der Intensivstation weiterbehandelt werden – auch nach einer initialen Besserung liegt eine deutlich erhöhte Mortalität vor.

Mehr Informationen zur Versorgung von PatientInnen mit einer Sepsis finden Sie in unserem Lehrbrief mit dem Thema Sepsis.

Lernzusammenfassung

- Beim septischen Schock ist das 1-Stunden-Bundle entscheidend zur Prognoseverbesserung.
- Eine zeitnahe Fokussanierung soll, wenn möglich, bereits in der Notaufnahme gebahnt werden.
- Der SOFA-Score ist ein gutes Werkzeug zur Diagnose und Einschätzung einer Sepsis
- Liegt zusätzlich zur Sepsis noch eine arterielle Hypotonie vor, die trotz adäquater Volumentherapie mit Vasopressoren behandelt werden muss, und liegt ein auf mindestens 2 mmol/L erhöhtes Serumlaktat vor, so handelt es sich um einen septischen Schock.

4.5 Neurogener Schock

Der neurogene Schock gehört durch seine Pathophysiologie zum Schocksyndrom des distributiven Schocks. Bei dieser Schockform kommt es hervorgerufen durch eine direkte (Hirnstammtrauma, Zerebrale Ischämie etc.) oder indirekte Störung (durch Angst, Stress und Schmerz oder durch Unterbrechungen der absteigenden Nervenbahnen) der Balance zwischen sympathischer und parasympathischer Regulation des Kreislaufsystems. Diese Dysbalance aus fehlender oder reduzierter Aktivität des Sympathikus bei erhaltener parasympathischer Aktivität führt zu den klassischen klinischen Symptomen Hypotonie (Systolisch < 100 mmHg), Bradykardie (HF < 60/min) und Bewusstseinseintrübung (Dave & Cho, 2022; Standl et al., 2018). So wie bei den anderen Schockformen des distributiven Schocks liegt bei betroffenen Patienten ein relativer Volumenmangel vor, der zum einen durch ein von Vasodilatation hervorgerufenes Gefäßpooling und zum anderen durch einen Bradykardie induzierten Abfall des HZV entsteht.

Zu den häufigsten Ursachen gehören Rückenmarksverletzungen und operative Eingriffe im Lumbalbereich (Matsumoto et al., 2015; Pastrana et al., 2012).

Im Mittelpunkt der Therapie dieser Schockform steht die Behebung der verursachenden Faktoren in Verbindung mit einer Stabilisierung der Kreislauffunktion. Die Kreislaufstabilisierung sollte initial durch eine großzügige Volumenzuführung zur Steigerung des zirkulierenden Blutvolumens und durch die Verabreichung von vasokonstriktiv wirkenden Medikamenten wie Noradrenalin erfolgen. Vor der Verabreichung von großen Volumenboli sollte allerdings die differenzialdiagnostische Möglichkeit eines kardiogenen Schocks ausgeschlossen werden.

> CAVE: An dieser Stelle muss darauf hingewiesen werden, dass das in der Notfallmedizin häufig zur Therapie von kurzzeitigen Hypotonien verwendete Medikament Theoadrenalin/Cafedrin (Akrinor ®) in diesem Fall keine zielführende Wirkung erzeugt. Dieser Umstand entsteht dadurch, dass die Erhöhung des Blutdrucks bei diesem Medikament primär über die Stimulation von Beta 1- und Beta 2-Rezeptoren und somit über eine Steigerung der Inotropie erfolgt (Karow & Lang-Roth, 2022). Dieser Wirkmechanismus kann ohne eine vorherrschende ausreichende Vorlast zur beschleunigten Dekompensation führen und sollte daher nicht ohne vasokonstriktive Medikamente und Volumenboli verabreicht werden.

Lernzusammenfassung

- Der neurogene Schock entsteht durch eine Dysbalance aus sympathischer und parasympathischer Aktivität, was zu einem relativen Volumenmangel durch eine Gefäßweitstellung führt.

- Theodrenalin/Cafedrin ist nicht zur alleinigen Therapie der Hypotension bei einem neurogenen Schock geeignet.

Eigene Notizen

5 Besonderheiten der pflegerischen und medizinischen Akutversorgung

5.1 Ersteinschätzung von PatientInnen im Schock

Im Verlauf dieses Lehrbriefes wurde bereits mehrfach thematisiert, dass zur Abwendung von irreversiblen Schäden oder dem Tod durch einen Schock ein zeitkritisches Handeln erforderlich ist. Diese Dringlichkeit wird auch in den beiden in Deutschland verfügbaren validierten Leitsymptom gestützten Ersteinschätzungssystemen, Manchester-Triage-System (MTS) und Emergency Severity Index (ESI) wiedergespiegelt.

Im MTS findet sich für die Ersteinschätzung von PatientInnen im Schock ein eigener Indikator mit dem Namen »Schock«. Dieser ist als Teil der Säule »Lebensgefahr« in allen 52 Diagrammen vorhanden und priorisiert den Patienten für eine sofortige ärztliche Behandlung (Rot). Der Indikator Schock wird im MTS für die Verwendung wie folgt definiert:

> »Schock ist die Bezeichnung für die ungenügende Versorgung des Zellgewebes mit Sauerstoff. Die klassischen Zeichen sind Schwitzen, Blässe, Tachykardie, Hypotonus und ein akut reduzierter Bewusstseinszustand. Grenzwerte der Vitalparameter sind Puls größer 100/Minute und RR syst. unter 90 mmHg.« (Mackway-Jones et al., 2018).

Aus der Definition des Indikators ergibt sich, dass eine Einschätzung von Patienten im Schock nur möglich ist, wenn bei diesen Vitalparameter erhoben und eine Einschätzung der Vigilanz mithilfe der Glasgow Coma Scale vorgenommen wurde.

Bei einer Einschätzung mit dem Emergency Severity Index (ESI) können Patienten im Schock je nach Ausprägung der vegetativen Symptome, dem Level eins (sofortiger Arztkontakt) oder zwei (Arztkontakt innerhalb von 10 min), zugeordnet werden. Dieser Unterschied im Vergleich zum MTS ergibt sich aus dem Umstand, dass der ESI ohne Leitsymptome auskommt und sich an dem Patientenzustand sowie den benötigten Ressourcen orientiert (Grossmann et al., 2009). Für die korrekte Ersteinschätzung von Patienten im Schock ist es wie beim MTS notwendig die Vitalparameter sowie die Vigilanz zu erheben. Mehr Informationen zu diesem Teil der Patientenversorgung finden Sie in unserem Lehrbrief mit dem Titel Ersteinschätzung.

5.2 Besonderheiten bei der Therapie

Im Verlauf der letzten Kapitel wurde wie bereits in der Einleitung angekündigt, herausgestellt das es sich beim Symptomkomplex Schock nicht um ein einziges Erkrankungsbild, sondern um Syndrome unterschiedlicher Genese handelt. Diese unterschiedlichen Genesen machen auch unterschiedliche Therapieansätze oder zumindest unterschiedliche Priorisierung verschiedener Therapien notwendig. Nichtsdestotrotz lassen sich im notfallmedizinischen Alltag vier Therapiephasen für die Schocktherapie ableiten, bei der die Notaufnahme besonders in der ersten Phase eine zentrale Rolle einnimmt (Herold, 2018, S. 322).

Vier Therapiephasen

Bei der Therapie von Patienten im Schock steht die schnelle, adäquate und problemorientierte Wiederherstellung der Kreislauffunktion und somit des Sauerstoffangebotes im Vordergrund, um eine irreversible Schädigung der Organe zu verhindern oder zu vermindern. Um die dafür notwendigen Maßnahmen zu priorisieren und zu strukturieren, kann eine Einteilung des Therapieverlaufs in die vier Therapiephasen Rettungsphase, Optimierungsphase, Stabilisierungsphase und Deeskalationsphase hilfreich sein (Herold, 2018).

Die Rettungsphase weist dabei das Ziel auf, ein Mindestmaß an ausreichendem Perfusionsdruck und Oxygenierung wiederherzustellen. Hierzu sollte die Zeit für die Anlage des Basismonitorings inklusive invasiver Blutdruckmessung möglichst kurz gehalten werden, um lebensrettende Prozeduren (z. B. Traumachirurgie, Revaskularisation etc.) nicht zu verzögern. Diese lebensrettenden Prozeduren zielen in der Regel darauf ab, die Ursachen für den Schock zu beheben oder abzumindern. Die Rettungsphase beginnt aufgrund ihrer zeitlichen Dringlichkeit für die Patienten in der Regel in der rettungsdienstlichen Versorgung und oder in der Notaufnahme.

Für die Behandlung von traumatischen (gemäß ATLS®) wie auch nicht traumatischen Notfallpatienten im Schockraum hat sich das ABCDE-Schema in den vergangenen Jahren zunehmend etabliert (Bernhard et al., 2022).

Die Optimierungsphase folgt nach erfolgreicher Stabilisierung der Rettungsphase nachfolgend mit dem Ziel der Optimierung der zellulären Sauerstoffverfügbarkeit durch eine Verbesserung der Herzkreislauffunktion. Hierzu kann es notwendig werden, das Behandlungsregime anzupassen und erweiterte Überwachungsparameter wie die gemischtvenöse Sauerstoffsättigung, Serumlaktatkonzentration oder ein erweitertes Monitoring des HZV zu etablieren. Diese Versorgungsphase kann auch noch in der Notaufnahme stattfinden, fällt aber in der Regel in die Versorgung der Intensiv- oder Überwachungsstationen.

Die Stabilisierungsphase erfolgt im Verlauf der stationären Versorgung mit dem Ziel, neue Organdysfunktionen (z. B. das akute Nierenversagen) und Komplikationen (z. B. nosokomiale Infektionen) zu minimieren oder zu verhindern. Außerdem kommen in dieser Versorgungsphase organunterstützende Verfahren (z. B. die kontinuierliche Hämofiltration) zur Anwendung, um bereits vorherrschende Organdysfunktionen, wenn möglich zu überbrücken.

Nach erfolgreichem Abschluss der vorhergehenden Phasen folgt die Deeskalationsphase. Das Ziel dieser Versorgungsphase ist die Entwöhnung von kreislaufunterstützenden und Organdysfunktion überbrückenden Verfahren, um wieder eine körpereigene Steuerung von Organfunktionen zu ermöglichen.

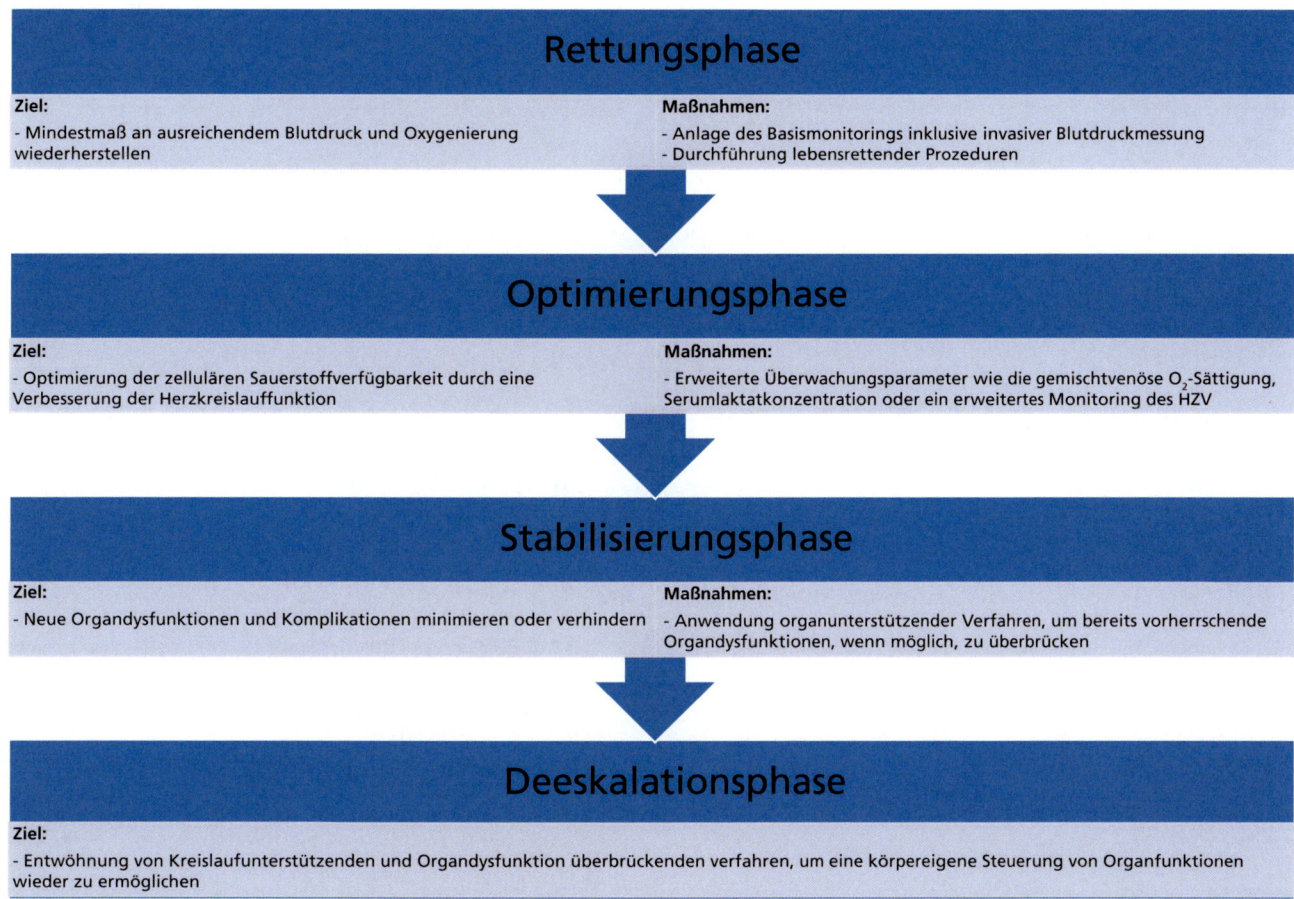

Abb. 2: Vier Therapiephasen (erstellt nach Herold, 2018)

Lernzusammenfassung:

- Um Patienten mit einem Schock schnell behandeln zu können, muss der Schock so früh wie möglich identifiziert werden.
- Sowohl im MTS als auch im ESI wird diesen Patienten eine hohe Priorität für eine schnelle ärztliche Behandlung zugewiesen.
- Die Versorgung in der Rettungsphase findet hauptsächlich im Rettungsdienst und in der Notaufnahme statt. Daher nimmt die Notaufnahme eine zentrale Rolle in der Behandlung in dieser Versorgungsphase ein.

Reflexionsfragen

Zu Kap. 1. Einführung und Geschichte des Schock

Das führende Problem des Schock besteht in …

a) der Hypertension, die zu einem Missverhältnis zwischen Sauerstoffbedarf und Sauerstoffangebot im Körper führt.
b) der Hypothyreose, die zu einem Missverhältnis zwischen Hormonbedarf und Hormonangebot im Körper führt.
c) der Hypotension, die zu einem Missverhältnis zwischen Sauerstoffbedarf und Sauerstoffangebot im Körper führt.
d) der Hypothermie, die zu einem Missverhältnis zwischen Sauerstoffbedarf und Sauerstoffangebot im Körper führt.
e) der Hyperoxämie, die zu einem Missverhältnis zwischen Sauerstoffbedarf und Sauerstoffangebot im Körper führt.

Welche der folgenden Pathologien kann nicht ursächlich für dieses Sauerstoff Missverhältnis sein?

a) Hypovolämie
b) Myokardiales Pumpversagen
c) Kardiale Obstruktion
d) Verteilungsstörung des Blutvolumens
e) Normovolämie

Zu Kapitel 3. Hämodynamik

Wie berechnet man das Herzzeitvolumen?

a) 70 ml Schlagvolumen multipliziert mit dem Blutdruck
b) Intraarterielle Strommessung
c) Schlagvolumen x Frequenz/Minute
d) Blutdruck dividiert durch die laufenden Katecholamine
e) Das HZV kann man nicht berechnen.

In welchen Gefäßen befindet sich der größere Teil des vorhandenen Blutvolumens?

a) Arterien
b) Kapillargefäße
c) Venen
d) Hohlvene
e) Lungenarterie

Eine Bedarftachykardie ist eine Reaktion auf welchen Umstand?

a) Magnesiummangel
b) Kaliummangel
c) Hypovolämie
d) Hypervolämie
e) Normovolämie

Zu Kapitel 4. Symptomorientierte Grundlagen

Wie viel Blutverlust kann ein Erwachsener verkraften, bevor die Kompensationsmechanismen versagen?

a) < 30 % des bestehenden Blutvolumens
b) 30 % des bestehenden Blutvolumens
c) 40 % des bestehenden Blutvolumens
d) 70 % des bestehenden Blutvolumens
e) 99 % des bestehenden Blutvolumens

Welches der folgenden Kriterien dient als eines der drei Diagnosekriterien des kardiogenen Schocks?

a) Arterielle Hypotonie (systolischer Blutdruck < 80 mmHg *oder* Abfall des Mitteldrucks um 90 mmHg *oder* Katecholaminbedarf)
b) Arterielle Hypotonie (systolischer Blutdruck < 90 mmHg oder Abfall des Mitteldrucks um 30 mmHg oder Katecholaminbedarf)
c) Arterielle Hypertonie (systolischer Blutdruck > 90 mmHg *oder* Anstieg des Mitteldrucks um 30 mmHg *oder* Katecholaminbedarf)
d) Volumenmangel
e) Uneingeschränkte kardiale Funktion

Wodurch erzeugt der anaphylaktische Schock einen relativen Volumenmangel?

a) Vasokonstriktion und ein Capillary Leak
b) Blutung
c) Eingeschränkte kardiale Funktion
d) Kapillare Füllung
e) Vasodilatation und ein Capillary Leak

In welchem Zeitraum sollten die Maßnahmen des Maßnahmen Bundle der Surviving Sepsis Campaign durchgeführt werden?

a) 12 Stunden
b) 24 Stunden

c) 1 Stunde
d) 4 Stunden
e) 2 Stunden

Der neurogene Schock entsteht durch eine Dysbalance aus sympathischer und parasympathischer Aktivität. Zu welcher Art des Volumenmangels führt diese Pathophysiologie?

a) Absoluter Volumenmangel
b) Vermeintlicher Volumenmangel
c) Rezidivierender Volumenmangel
d) Relativer Volumenmangel
e) Absurder Volumenmangel

Zu Kap. 5. Besonderheiten der pflegerischen und medizinischen Akutversorgung

Welche Behandlungspriorität erhalten PatientInnen, die gemäß der Definition einen Schock aufweisen, bei einer Ersteinschätzung mit dem Manchester-Triage-System?

a) Rot
b) Orange
c) Gelb
d) Grün
e) Blau

In welcher der folgenden Therapiephasen des Schocks befinden sich die Patienten in der Regel bei einer Akutversorgung in der Notaufnahme?

a) Optimierungsphase
b) Stabilisierungsphase
c) Deeskalationsphase
d) Rettungsphase
e) Keine der Antworten trifft zu

Antworten: Kap. 1 c), e); Kap. 3. c), e); Kap. 4 a), b), c), d); Kap. 5 a), d)

Literatur

Adams, H. A., Baumann, G., Cascorbi, I., & Dodt, C. (2009). *Interdisziplinäre Behandlungspfade zur Versorgung von Patienten mit hypovolämischem Schock mit Berücksichtigung von spezifischen Arzneimittelwirkungen und -interaktionen in der Akuttherapie* (Empfehlung der Interdisziplinären Arbeitsgruppe (IAG) Schock der DIVI) [Empfehlung]. https://www.divi.de/joomlatools-files/docman-files/publikationen/schock/20090627-publikationen-interdiziplinäre-behandlungspfade-hypovolämischem-schock.pdf

Adams, H. A., Baumann, G., Gänsslen, A., Janssens, U., Knoefel, W., Koch, T., Marx, G., Müller-Werdan, U., Pape, H. C., Prange, W., Roesner, D., Standl, T., Teske, W., Werner, G., & Zander, R. (2001). Die Definitionen der Schockformen. *Intensivmedizin und Notfallmedizin*, 38(7), 541–553. https://doi.org/10.1007/s003900170030

Ärzteblatt, D. Ä. G., Redaktion Deutsches. (2018, November 9). *Nomenklatur, Definition und Differenzierung der Schockformen*. Deutsches Ärzteblatt. https://www.aerzteblatt.de/archiv/202261/Nomenklatur-Definition-und-Differenzierung-der-Schockformen

Bernhard, M., Kumle, B., Dodt, C., Gräff, I., Michael, M., Michels, G., Gröning, I., Pin, M., & Deutsche Gesellschaft für Interdisziplinäre Notfall- und Akutmedizin (DGINA) e. V. (2022). Versorgung kritisch kranker, nicht-traumatologischer Patienten im Schockraum: Empfehlungen der Deutschen Gesellschaft für Interdisziplinäre Notfall- und Akutmedizin zur Strukturierung, Organisation und Ausstattung sowie Förderung von Qualität, Dokumentation und Sicherheit in der Versorgung kritisch kranker, nicht-traumatologischer Patienten im Schockraum in der Bundesrepublik Deutschland. *Notfall + Rettungsmedizin*, 25(S1), 1–14. https://doi.org/10.1007/s10049-022-00997-y

Brunkhorst, F. M. (2020). S3-Leitlinie: Sepsis 2018 Prävention, Diagnose, Therapie und Nachsorge – Zusammenfassung starker Empfehlungen*. *Brunkhorst FM, Weigand MA, Pletz M, Gastmeier P, Lemmen SW, Meier-Hellmann A et al: S3-Leitlinie Sepsis 2018: Prävention, Diagnose, Therapie und Nachsorge – Zusammenfassung starker Empfehlungen*, 05-2020, 178–188. https://doi.org/10.19224/ai2020.178

Dave, S., & Cho, J. J. (2022). Neurogenic Shock. In *StatPearls*. StatPearls Publishing. http://www.ncbi.nlm.nih.gov/books/NBK459361/

Eiben, T. I., Fuhrmann, V., Saugel, B., & Kluge, S. (2017). Hämorrhagischer Schock: Allgemeine Therapieprinzipien. *Der Internist*, 58(3), 207–217. https://doi.org/10.1007/s00108-017-0192-5

Evans, L., Rhodes, A., Alhazzani, W., Antonelli, M., Coopersmith, C. M., French, C., Machado, F. R., Mcintyre, L., Ostermann, M., Prescott, H. C., Schorr, C., Simpson, S., Wiersinga, W. J., Alshamsi, F., Angus, D. C., Arabi, Y., Azevedo, L., Beale, R., Beilman, G., … Levy, M. (2021). Surviving Sepsis Campaign: International Guidelines for Management of Sepsis and Septic Shock 2021. *Critical Care Medicine*, 49(11), e1063. https://doi.org/10.1097/CCM.0000000000005337

Grossmann, F. F., Delport, K., & Keller, D. I. (2009). Emergency Severity Index: Deutsche Übersetzung eines validen Triageinstruments. *Notfall + Rettungsmedizin*, 12(4), 290–292. https://doi.org/10.1007/s10049-009-1156-7

Herold, G. (Hrsg.). (2018). *Innere Medizin 2018: Eine vorlesungsorientierte Darstellung: unter Berücksichtigung des Gegenstandskataloges für die Ärztliche Prüfung: mit ICD 10-Schlüssel im Text und Stichwortverzeichnis*. Gerd Herold.

Ibanez, B., James, S., Agewall, S., Antunes, M. J., Bucciarelli-Ducci, C., Bueno, H., Caforio, A. L. P., Crea, F., Goudevenos, J. A., Halvorsen, S., Hindricks, G., Kastrati, A., Lenzen, M. J., Prescott, E., Roffi, M., Valgimigli, M., Varenhorst, C., Vranckx, P., Widimský, P., … Gale, C. P. (2018). 2017 ESC Guidelines for the management of acute myocardial infarction in patients presenting with ST-segment elevation. *European Heart Journal*, 39(2), 119–177. https://doi.org/10.1093/eurheartj/ehx393

Karow, T., & Lang-Roth, R. (2022). *Allgemeine und spezielle Pharmakologie und Toxikologie: Vorlesungsorientierte Darstellung und klinischer Leitfaden für Studium und Praxis: 2023/24* (31. Auflage). Thomas Karow.

Larsen, R. (2016). Schock. In R. Larsen, *Anästhesie und Intensivmedizin für die Fachpflege* (S. 964–970). Springer Berlin Heidelberg. https://doi.org/10.1007/978-3-662-50444-4_67

Lier, H., Bernhard, M., & Hossfeld, B. (2018). Hypovolämisch-hämorrhagischer Schock. *Der Anaesthesist*, 67(3), 225–244. https://doi.org/10.1007/s00101-018-0411-z

Lott, C., Truhlář, A., Alfonzo, A., Barelli, A., González-Salvado, V., Hinkelbein, J., Nolan, J. P., Paal, P., Perkins, G. D., Thies, K.-C., Yeung, J., Zideman, D. A., & Soar, J. (2021). Kreislaufstillstand unter besonderen Umständen: Leitlinien des European Resuscitation Council 2021. *Notfall + Rettungsmedizin*, 24(4), 447–523. https://doi.org/10.1007/s10049-021-00891-z

Mackway-Jones, K., Marsden, J., & Windle, J. (Hrsg.). (2018). *Ersteinschätzung in der Notaufnahme* (4. Aufl.). Hogrefe. https://doi.org/10.1024/85839-000

Matsumoto, T., Okuda, S., Haku, T., Maeda, K., Maeno, T., Yamashita, T., Yamasaki, R., Kuratsu, S., & Iwasaki, M. (2015). Neurogenic Shock Immediately following Posterior Lumbar Interbody Fusion: Report of Two Cases. *Global Spine Journal*, 5(4), 13–16. https://doi.org/10.1055/s-0034-1395422

Menche, N., Hartmann, U., & Schäffler, A. (Hrsg.). (2005). *Biologie, Anatomie, Physiologie: Kompaktes Lehrbuch für die Pflegeberufe* (5., überarb. Aufl., 3. [Dr.]). Urban & Fischer.

Menon, V., & Fincke, R. (2003). Cardiogenic shock: A summary of the randomized SHOCK trial. *Congestive Heart Failure (Greenwich, Conn.)*, 9(1), 35–39. https://doi.org/10.1111/j.1751-7133.2003.tb00020.x

Nadler, S. B., Hidalgo, J. H., & Bloch, T. (1962). Prediction of blood volume in normal human adults. *Surgery*, 51(2), 224–232.

Pastrana, E. A., Saavedra, F. M., Murray, G., Estronza, S., Rolston, J. D., & Rodriguez-Vega, G. (2012). Acute Adrenal Insufficiency in Cervical Spinal Cord Injury. *World Neurosurgery*, 77(3–4), 561–563. https://doi.org/10.1016/j.wneu.2011.06.041

Pich, H., & Heller, A. R. (2016). Obstruktiver Schock. In H. Forst, T. Fuchs-Buder, A. R. Heller, & M. Weigand (Hrsg.), *Weiterbildung Anästhesiologie* (S. 53–67). Springer Berlin Heidelberg. https://doi.org/10.1007/978-3-662-49559-9_5

Reynolds, H. R., & Hochman, J. S. (2008). Cardiogenic Shock. *Circulation*, 117(5), 686–697. https://doi.org/10.1161/CIRCULATIONAHA.106.613596

Ring, J., Beyer, K., Biedermann, T., Bircher, A., Fischer, M., Heller, A., Huttegger, I., Jakob, T., Klimek, L., Kopp, M. V., Kugler, C., Lange, L., Pfaar, O., Rietschel, E., Rueff, F., Schnadt, S., Seifert, R., Stöcker, B., Treudler, R., … Brockow, K. (2021). Leitlinie zu Akuttherapie und Management der Anaphylaxie – Update 2021: S2k-Leitlinie der Deutschen Gesellschaft für Allergologie und klinische Immunologie (DGAKI), des Ärzteverbands Deutscher Allergologen

(AeDA), der Gesellschaft für Pädiatrische Allergologie und Umweltmedizin (GPA), der Deutschen Akademie für Allergologie und Umweltmedizin (DAAU), des Berufsverbands der Kinder- und Jugendärzte (BVKJ), der Gesellschaft für Neonatologie und Pädiatrische Intensivmedizin (GNPI), der Deutschen Dermatologischen Gesellschaft (DDG), der Österreichischen Gesellschaft für Allergologie und Immunologie (ÖGAI), der Schweizerischen Gesellschaft für Allergologie und Immunologie (SGAI), der Deutschen Gesellschaft für Anästhesiologie und Intensivmedizin (DGAI), der Deutschen Gesellschaft für Pharmakologie (DGP), der Deutschen Gesellschaft für Pneumologie und Beatmungsmedizin (DGP), der Patientenorganisation Deutscher Allergie- und Asthmabund (DAAB) und der Arbeitsgemeinschaft Anaphylaxie – Training und Edukation (AGATE). *Allergo Journal, 30*(1), 20–49. https://doi.org/10.1007/s15007-020-4750-0

Standl, T., Annecke, T., Cascorbi, I., Heller, A. R., Sabashnikov, A., & Teske, W. (2018). The Nomenclature, Definition and Distinction of Types of Shock. *Deutsches Ärzteblatt international*. https://doi.org/10.3238/arztebl.2018.0757

Stark, B., & Sullivan, T. (1986). Biphasic and protracted anaphylaxis. *Journal of Allergy and Clinical Immunology, 78*(1), 76–83. https://doi.org/10.1016/0091-6749(86)90117-X

Vincent, J.-L., & De Backer, D. (2013). Circulatory Shock. *New England Journal of Medicine, 369*(18), 1726–1734. https://doi.org/10.1056/NEJMra1208943

Stichwortverzeichnis

A

Adrenalin 19
AF Atemfrequenz 12
Akrinor® 20
Allergen 18
allergische Reaktion 18
Anaphylaktischer Schock 18
Anaphylaxie 18
Antihistaminika 18
Arrhythmien 17
arterielle Hypotonie 19
Arterien 14

B

Benzodiazepine 17
Blutkulturen 19
Blutungen 16
Blutungsstillung 16
Blutverlust 16
Blutvolumen 14
bpm beats per minute 12
Breitband-Antibiotika 19

C

Capillary Leak 19

D

Deeskalationsphase 23
Diastole 13
Distributiver Schock 10
Dobutamin 17

E

Emergency Severity Index 22
Entzündungsreaktion 19
Ersteinschätzungssystemen 22
ESI Emergency Severity Index 22
Extrazellulärraum 19

F

FiO_2 inspiratorische Sauerstofffraktion 19
Frank-Starling-Mechanismus 17

G

GCS Glasgow Coma Scale 12
Gefäßpooling 20
Gefäßrupturen 16
Gefäßwiederstand 14
Glukokortikoiden 18

H

4 Hs und HITS 10
Hämodynamik 13
Hämoglobin 14
hämorrhagische Schock 16
Häufigkeit 9
Hb Hämoglobin 14
Herz 13
Herzinsuffizienz 17
Herzkatheterlabor 17
Herzklappenfehler 17
Herzmuskelschwäche 17
Herzrhythmusstörungen 17
Herzzeitvolumen 13
HF Herzfrequenz 12, 20
Hypotension 16
hypovolämischen Schock 9
HZV Herzzeitvolumen 13, 20

I

immunologische Reaktion 18
Infektfokus 20
Inzidenz 9

K

Kardiogener Schock 10, 17
Koronarangiographie 17
Kristalloiden 19

L

Lernzusammenfassung 11, 14, 16, 18–20, 23
Letalität 9
Lungenarterienembolie 17

M

Manchester-Triage-System 22
Mediatoren 18
min Minute 12
mmHg Milimeter Quecksilbersäule 12
MTS Manchester-Triage-System 22
Myokardinfarkt 17

N

Nachlast 14
Nervenbahnen 20

Stichwortverzeichnis

Neurogener Schock 20
Noradrenalin 18, 20

O

Obstruktiver Schock 10
Opioide 17
Optimierungsphase 23
Organdysfunktion 19
Organperfusion 19

P

Palpitationen 17
Pipe 14
Pump 13

Q

qSOFA-Score 19

R

relativen Volumenmangel 18
relativer Volumenmangel 20
Rettungsphase 22
RKZ Rekapillisierungszeit 12
RR Riva Rocci 12
Rückenmarksverletzungen 20

S

Schlagvolumen 13
Schockformen 9
sec Sekunde 12
Sepsis 19
Sepsistherapie 19

Septischer Schock 19
Sequential Organ Failure Assessment Score 19
Serumlaktat 19
SOFA-Score 19
SpO_2 periphere Sauerstoffsättigung 12
Stabilisierungsphase 23
Sterblichkeitsrate 9
ST-Streckenhebungsinfarkt 17
SV Schlagvolumen 13
Sympathikotonus 17
Sympathikus 20
systemischer Gefäßwiederstand 14

T

Tank 14
Therapie 22
Thromboembolien 17
Thrombozytenaggregationshemmern 17

V

Vasodilatation 19
Vasokonstriktion 19
Vasopressoren 19
Venen 14
vier Therapiephasen 22
Vollelektrolytlösungen 14
Volumenmanagement 16
Volumenmangelschock 9
Volumenverlust 14
Vorlast 14

W

Wandspannung 14

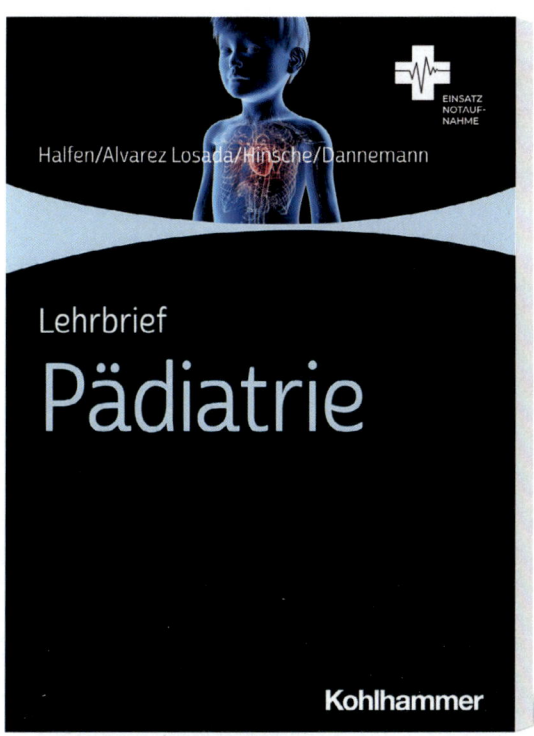

2023. 36 Seiten, 11 Abb. Kart. € 16,–
ISBN 978-3-17-041564-5

Kinder sind aufgrund ihrer noch geringen Kompensationsfähigkeit und erhöhten Anfälligkeit für Unfälle eine besondere Patientengruppe in Notaufnahmen. Da der Körper von der Geburt bis zum Erwachsenwerden große Veränderungen durchläuft, ist die medizinische Versorgung hochkomplex. Darüber hinaus erfordert die Betreuung von Kindern in Notaufnahmen besondere soziale Kompetenzen, da diese oft noch keine oder nur eingeschränkte Möglichkeiten zum verbalen Kommunizieren haben. Neben dem Kind müssen nahezu immer auch seine Bezugspersonen mitbetreut werden, welche sich in besonderen psychischen Situationen befinden können. Wichtige Krankheitsbilder bei Kindern sind bakterielle- und Virusinfektionen, die aufgrund ihres häufigen Auftretens und ihres Potenzials zur Verschlechterung im Lehrbrief besonders in den Blick genommen werden.

Auch als E-Books erhältlich.
Leseproben und weitere Informationen zu allen Werken der Reihe:
shop.kohlhammer.de/einsatz-notaufnahme

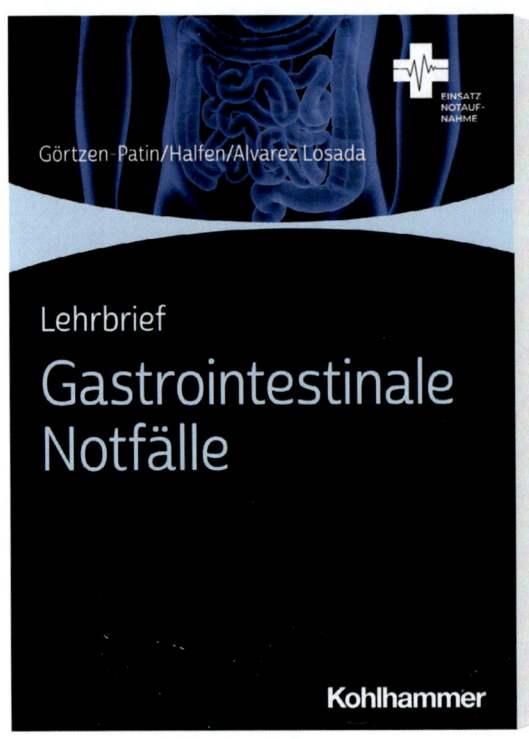

2023. 36 Seiten, 2 Tab. Kart. € 16,–
ISBN 978-3-17-041568-3

Akute Erkrankungen des Verdauungstraktes sind häufig mit starken Schmerzen im Bauchbereich verbunden und können oft auch lebensbedrohlich sein. Aufgrund der verschiedenen Organe gleicher Lokalität und der teils diffusen Symptome sind gastrointestinale Notfälle schwierig in einer gerade ablaufenden Prozesskette zu behandeln. Von den ersteinschätzenden Pflegekräften, den betreuenden Notfallpflegekräften und den Medizinern wird hier ein fundiertes medizinisches Hintergrundwissen sowie komplexes Schnittstellenwissen gefordert. Der Lehrbrief befasst sich mit den wichtigsten Organen und Dysfunktionen, welche zu gastrointestinalen Notfällen führen.

Auch als E-Books erhältlich.
Leseproben und weitere Informationen zu allen Werken der Reihe:
shop.kohlhammer.de/einsatz-notaufnahme